Die Pockenepidemie

der

Jahre 1823 und 1824,

nebst ihren Resultaten,

besonders

in Beziehung auf modificirte Pocken.

Von

Dr. C. W. Hufeland,

Königl. Preufs. Staatsrath, erstem Leibarzt und Ritter des rothen Adlerordens zweiter Classe etc.

Aus dem Journal der practischen Heilkunde besonders abgedruckt.

Berlin, 1824.
Gedruckt und verlegt
bei G. Reimer.

Mit Recht können wir die Jahre 1823 und 1824 pockenepidemische Jahre nennen, denn nicht blofs in Berlin, Brandenburg, Pommern, Ostpreufsen und Sachsen, sondern auch in der ganzen nördlichen Hälfte von Teutschland, in Holland, Dänemark, Schweden, Frankreich, ja selbst nach den neuesten Nachrichten in Nord-Amerika, waren die Pocken ungleich häufiger als in vielen Jahren vorher.

Vor dreifsig Jahren würden zu einer solchen Zeit Tausende befallen, Tausende ein Opfer des Todes geworden seyn. Diefs war freylich jetzt, bei der allgemein eingeführten Vaccination, nicht mehr möglich, und wir wollen dieser himmlischen Wohlthat von Herzen dafür danken. Aber unleugbar war das, was eine Pockenepidemie eigentlich erzeugt, vorhanden, nehmlich jene allgemeine, wahrscheinlich atmosphärische, Disposition, wodurch eine gröſsere Geneigtheit der Organismen zur Aufnahme des Contagiums und eine leichtere Reproduction desselben hervorgebracht wurde. Nicht daſs wir die Atmosphäre als Erzeuger des Pocken-Contagiums betrachteten, oder überhaupt an dessen jetzt mögliche neue Erzeugung ohne vorhergegangene Ansteckung glaubten, sondern sie verhielt sich nur dazu als begünstigende Bedingung seiner Empfänglichkeit.

Diese Epidemie hat Gelegenheit zu manchen neuen und interessanten Erfarungen, so wie zur Berichtigung und Bestätigung älterer gegeben.

Eine vollständige Beschreibung derselben in unserer Gegend, wird uns Hr. Dr. *Bremer* liefern, der sich dabei so groſse Verdienste um ihre Bekämpfung durch die Vaccination erworben hat. Und schon sind schätzbare Schriften bei dieser Veranlassung von den Herren *Wendt* *), *Julius* **), *Gittermann* ***), be-

*) *Wendt Beiträge zur Geschichte der Menschenpocken, Kuhpocken und modificirten Menschenpocken. Kopenhagen* 1824.

**) Im *Journal der ausländischen medizinischen Litteratur, und Froriep's Notizenblatt.*

***) *Gittermann over de gewyzigde Kinderpok-*

sonders aber Hrn. *Lüders* *), erschienen, der mit der gröfsten Sorgfalt eigene und fremde Beobachtungen, besonders über die Modifikationen der *Variola*, gesammlet, und sie mit grofsen Scharfsinn gesichtet und verarbeitet hat, so dafs man sein Buch gewifs als eines der vollständigsten und klassischsten über diese wichtige Materie betrachten kann.

Auch mir war es von dem höchsten Interesse, Gegenstände, die vor 30 und 40 Jahren, begünstigt durch die damals allgemein herrschende Pockenkrankheit, meine ganze Aufmerksamkeit und sorgfältigste Prüfung auf sich gezogen hatten, nachher aber zwanzig Jahre lang durch die eingeführte Vaccination der Beobachtung fast ganz entrückt worden waren, mir wieder vor Augen gestellt zu sehen, und zwar mit den merkwürdigen Veränderungen, die eben diese Vaccination in ihnen hervorgebracht hatte. — Die Pockenkrankheit war von dem ersten Jahre meiner praktischen Laufbahn an gerade der Feind gewesen, mit dem

ken. Eine von der Gesellschaft der Wissenschaften zu Haarlem gekrönte Preisschrift. Haarlem 1824.

*) *Lüders Versuch einer kritischen Geschichte der bei Vaccinirten beobachteten Menschenblattern. Altona* 1824.

ich am meisten gekämpft hatte, den ich zwanzig Jahre lang vor der Einführung der Vaccination theils sporadisch, theils bei der mörderischen Epidemie in Weimar im Jahr 1787 in allen Formen zu beobachten reiche Gelegenheit gehabt hatte. Besonders das Geschäft der Pockenimpfung, die ich an mehr als 500 Subjekten verrichtete, hatte mir schon damals manche durch die Kunst hervorgebrachte merkwürdige Anomalien und Modificationen kennen gelernt; ja das erste Buch, womit ich vor 40 Jahren meine litterarische Laufbahn begann, war eben diesen Gegenstand gewidmet. *)

Ich darf also hoffen, dafs es dem Publikum nicht unwillkommen und der Untersuchung erspriefslich seyn werde, wenn einer der, jetzt schon selten werdenden, alten Beobachter der antivaccinischen Pockenzeit, Vergleichungen derselben mit der neuen, ihres Standpunkts im achtzehnten Jahrhundert mit dem im neunzehnten, anstellt, und durch diese Vergleichungen und Zusammenstelllungen manche jetzt streitigen, oder erst von neuen wieder angefochtenen, Punkte der grofsen Aufgabe zu beleuchten und zu berichtigen versucht.

*) *Bemerkungen über natürliche und künstliche Pokken. Leipzig 1787.*

Die Pocken erzeugen sich nicht mehr von neuen.

Die Pockenkrankheit erzeugt sich gegenwärtig weder in der Luft noch im Organismus von neuem, sondern ist immer Product eines schon vorhandenen durch Ansteckung mitgetheilten Contagiums.

In den ältesten Zeiten, und bis zur Hälfte des vergangenen Jahrhunderts, glaubte man, — es war noch der feste Glaube unserer Groſsmütter — die Pockenkrankheit erzeuge sich unter gewissen Aspekten von selbst, und sie gehöre zur Reinigung und Abschäumung der Kinder von angebornem Unrath, einer Art von Erbsünde. *)

*) Daher man ja noch durch Ausstreichen der Nabelschnur den Pockenstoff ausstreichen zu können wähnte, selbst noch in neuern Zeiten,

Erst durch genauere Beobachtungen der Thatsachen und geschichtliche Zusammenstellungen der Mittheilungs- und Entstehungsart der Pocken, überzeugte man sich in der zweiten Hälfte nach vielem Widerspruch, dafs die Pokkenkrankheit, eben so wie die Pest, die Wirkung eines nicht bei uns erzeugten, sondern fremdartigen, aus andern Klimaten zugeführten, Krankheitsstoffs sey, der sich seitdem nie durch neue Erzeugung, sondern immer nur durch Uebertragung erhalte, und nur in dem angesteckten Individuum reproduzire. Das Urtheil der aufgeklärtesten und einsichtsvollsten Aerzte der cultivirtesten Nationen Europa's hatte darüber entschieden.

Man sah nehmlich, dafs von der Pockenkrankheit sich keine Spur in der alten Welt fand, dafs *Europa* keine Pocken gehabt hatte, bis im 11ten und 12ten Jahrhundert Sarazenen und Kreuzzüge sie dahin verpflanzten, dafs eben so wenig Amerika sie vor dem funfzehnten Jahrhundert gekannt hatte, bis die Europäer sie dahin brachten. Grönland und Kamtschatka waren völlig frei geblieben, bis im achtzehnten Jahrhundert sie die Krankheit durch Ansteckung erhielten *). Die *Süd-*

*) Auch von *Island* glaubte man, dafs die Pocken

seeinsulaner noch später. In *van Diemens Land* ist *noch jetzt die Pockenkrankheit völlig unbekannt.* —

Genug, alles beweist den Gang einer Krankheit, die in der neuern Zeit erst entstanden, gleich der syphilitischen, immer nur durch Menschen fortgepflanzt, und nie eher in einem Land erschienen war, als bis sie durch Menschen von aufsen dahin gebracht worden.

Ja man war von dieser Wahrheit vor 30 Jahren so vollkommen überzeugt, dafs man sogar darauf allein den Plan bauete, die Pok-

erst im achtzehnten Jahrhundert dahin gebracht worden wären. Aber durch die sorgfältigen Nachforschungen des Hrn. Prof. *Wendt* in *Copenhagen* ist es nun erwiesen, dafs sie schon im Jahr 1241, also zu der Zeit, wo sie nach Europa gebracht wurden, daselbst eintrafen, welches sich auch sehr gut, durch die nahen Verbindungen, in welchen damals durch die Normannen die Seeküsten von Sicilien und Italien mit den Nordländern zur See standen, und die Einfälle der Saracenen in jenen, erklären läfst. Nachher aber war dieses Inselland lange Zeit wieder frei von der Seuche, und sie wurde erst wieder 1616 durch ein Englisches Schiff dahin gebracht, wo sie viele Tausende wegraffte. — Dieses beweiset um so augenscheinlicher unsern Satz, dafs die Pockenkrankheit nie von selbst, sondern immer durch Ansteckung, entstand.

ken durch blofse Absonderung völlig auszurotten. Und der Erfolg zeigte, dafs die Sache in der That möglich war.

Auch meine Erfarungen, in der ersten Hälfte meiner Praxis, vom Jahr 1783 bis zum Jahr 1800, wo noch die Pockenkrankheit allgemein war, haben mir dasselbe bewiesen. Nie habe ich die Pocken anders entstehen sehen, als durch Ansteckung. Aber freilich war die Quelle der Ansteckung oft so weit entfernt, dafs es Mühe kostete, sie aufzufinden. Sie konnte hundert Meilen von dem Orte des Ausbruchsortes entfernt seyn, und solche Beispiele mögen eben, auch jetzt noch, bei den Aerzten den Wahn erregt haben, dafs sich die Pocken unter gewissen Conjunkturen von selbst im Organismus erzeugten. — Zwei Beispiele, die mir noch in Weimar begegneten, waren mir besonders merkwürdig. Es herrschten durchaus, weder in Weimar, noch auf 10 Meilen in die Runde, keine Pocken, dennoch bekam ein Kind die Pocken, die sich dann dem ganzen Hause mittheilten. Man konnte die Entstehung nicht begreifen. Endlich entdeckte es sich, dafs ein Brief, 50 Meilen von da von einer Person geschrieben, die mit Pockenkranken zu thun gehabt hatte, in in diefs Haus gekommen, und derselbe von den Kindern zum Spielen gebraucht worden war. Hier waren also Atome des Contagiums an den Fingern des Schreibenden hängen geblieben, hatten sich davon dem Papier mitgetheilt, waren in demselben eingeschlossen und vor der Berührung der Luft geschützt, funfzig Meilen weit fortgetragen worden, und hatten sich nun weiter den Händen des Kindes mitgetheilt. — Ein anderesmal kam ein Reisender nach Weimar, zu einer Zeit, wo weder in noch um Weimar etwas von Pocken zu hören war, er wurde krank, ich werde zu ihm gerufen, und finde ein Fieber, was ich für ein Flufsfieber halte. Aber es nimmt mit jedem Tage zu, und am vierten Tage entdecke ich rothe Flecken im Gesicht, die sich bald als *Stigmata variolarum* zeigten, *) und sich dann auch auf die Hände, und am folgenden Tage auf den ganzen übrigen Körper verbreiteten. Genug, es wurde eine sehr heftige Pocken-

*) Bekanntlich kann man die Pockenflecken von jeden andern Ausschlagsflecken gleich von Anfang an dadurch unterscheiden, dafs sich bei dem Druck ein kleines Knötchen oder Körnchen (wie ein Hirsenkorn) fühlen läfst, wenn auch der Fleck noch ganz glatt ist. Es ist der Keim der künftigen Pocke, die Pockendrüse, wie sie *H. L. Hofmann* nennt.

krankheit, die der Kranke nur mit Mühe überstand. Die Frage war nun, woher sie entstanden, da nirgends eine Spur der Krankheit in der Gegend war. Endlich erinnerte er sich, dafs er vor 14 Tagen auf seiner Reise, weit von hier, eine Dame gesprochen, die eben aus dem Zimmer ihrer Pockenkranken Kinder gekommen sey, und ihr die Hand geküfst habe.

Diese Beobachtung war mir zugleich ein Beweis, dafs das Pocken-Contagium 14 Tage lang unbemerkt im Körper haften oder auch schon örtlich aufgenommen seyn könne, ehe es die Erscheinungen der allgemeinen Infektion, die Krankheit, hervorbringt. (*Stadium infectionis*, des latenten Gifts, das dem *Stadium irritationis* vorhergeht).

Auch bei der jetzigen Epidemie bestätigte sich jene Wahrheit vollkommen. Die ganze Epidemie wurde über See durch einen Pokkenkranken nach Hamburg gebracht, und von da durch einen Handwerksburschen im December nach Berlin, und nun liefs sich die Verbreitung in der Stadt, selbst wenn sie, wie einmal geschah, von einem Ende der Stadt zum andern übergesprungen war, immer recht gut nachweisen, durch wen sie geschehen. Dasselbe war der Fall in den Provinzen. So oft und überall sie auch ausbrachen, so liefs sich dennoch immer aktenmäfsig nachweisen, woher und auf welchem Wege das Gift gekommen sey.

Ich gebe zu, dafs es Fälle von Ansteckung giebt, die schwer zu erklären sind, und leicht auf die Idee von Selbsterzeugung der Krankheit führen können. Aber man halte nur fest an den Grundsatz, und man wird ihn oft auf die auffallendste Weise bestätigt finden.

Einer der schlagendsten Beweise, der mich in frühern Zeiten überzeugt hat, und den ich unsern neuen Vertheidigern des alten Glaubens recht angelegentlich zur Beherzigung empfehle, war folgender: Ich beobachtete, dafs oft in solchen Gegenden des platten Landes, wo die Menschen mehr vereinzelt lebten und wenig Verkehr unter sich hatten, 10, 15 Jahre hingehen konnten, ohne dafs sich eine Spur der Pocken zeigte; In kleinen Städten war diefs schon öfter, alle 5, 6, 7 Jahre der Fall. In den gröfsten hingegen, bei grofser Zusammendrängung der Menschen, und beständigem Verkehr mit aufsen, existirten sie beständig, nur manche Zeit mehr, manche Zeit weniger. Dieses beweist ja deutlich, einmal: dafs die Pocken nicht das Produkt einer neuen Entwickelung und Erzeugung der Menschennatur seyen — denn dieser Prozefs hätte ja bei den Landkindern eben so gut Statt finden müssen, wie bei den Stadtkindern, — zweitens dafs sie auch nicht von kosmischen und tellurischen Einflüssen erzeugt wurden — denn diese mufsten ja auf dem Lande gerade eben so wirken, wie in der Stadt — sondern dafs das öftere oder seltenere Vorkommen der Pocken sich lediglich nach dem gröfsern oder geringern Verkehr der Menschen untereinander richtete, und folglich lediglich von *der leichtern oder schwierigern Zutragung und Mittheilung des Pockenstoffs abhinge.*

Und was sind die Gründe, die die Vertheidiger der neuen Meinung noch bei der jetzigen Epidemie aufstellen? — Selbst einer der geistreichsten, und um die Litteratur verdientesten, Hr. *Julius* in Hamburg, kann nur zwei anführen: die oft schwierige Nachweisung der Ansteckung, und die so allgemeine Verbreitung der Epidemie, und die dadurch bewiesene Macht himmlischer und irrdischer

Mächte auf Erzeugung der Pockenkrankheit. *) — Aber das erstere wird hinreichend widerlegt durch die Schwierigkeit der jederzeitigen Nachweisung, und durch die Möglichkeit der Mittheilung durch oft unbemerkte Träger des Gifts aus der Ferne. Und das zweite beruht auf einem Mifsverstand. Auch wir geben zu, dafs kosmische und tellurische Verhältnisse den Organismus, das eine mal mehr, das andere mal weniger geschickt machen können das Pokkencontagium aufzunehmen und zu reproduziren, und dadurch entsteht nothwendig im leztern Fall allgemeine Verbreitung, *Epidemie*, ohne dafs durch jene Verhältnisse das Contagium neu erzeugt zu werden braucht. **)

Es ist in der That merkwürdig für einen, der eine lange Reihe von Jahren Beobachter des menschlichen und wissenschaftlichen Wirkens und Treibens gewesen ist, zu sehen, wie die Vorurtheile der frühern Zeit, nur unter verän-

*) S. *Froriep's* Notizenblatt. 156. 1824.

**) Wir empfehlen denen, die alles, was über diesen Gegenstand sich sagen läfst, gründlich und überzeugend zusammengestellt lesen wollen, den Aufsatz im Journal d. pr. Heilk. 1820 von einem Ungenannten: *Beleuchtung eines in der Isis befindlichen Aufsatzes über Vaccination.*"

derter Gestalt, sich immer wieder einschleichen. Das nehmliche Vorurtheil, was vor 50 Jahren der Aberglaube in Schutz nahm, daſs die Pockenkrankheit ein nothwendiges, von Gott verhängtes, und den Kindern sogar heilsames, Uebel sey, dem sich der Mensch unterwerfen müsse, tritt jetzt unter dem Schutze einer Philosophie auf, welche behauptet, sie sey ein nothwendiges Produkt der fortschreitenden Entwicklung des Menschengeschlechts, und eine nothwendige Bedingung seiner Ausbildung. Die Impfärzte, die sonst mit den Unmündigen an Geist zu kämpfen hatten, haben es jetzt mit den Philosophen zu thun! — Und immer ist es derselbe Kampf. *)

*) Man verstehe mich recht. Auch ich bin der Meinung, daſs die Weltgeschichte und die fortgehende Entwicklung der Menschheit mit ihren Fort- und auch Rückschritten neue Krankheiten und Formveränderungen der alten erzeuge, und ich glaube sogar, diese Idee zuerst vor 10 Jahren in einer Abhandlung: „*Geschichte der Gesundheit*" ausgesprochen zu haben. Aber ich glaube nicht, daſs nun jedes Individuum auch gleichsam die ganze Geschichte der Menschheit selbst durchzumachen brauche, und daſs auch bei diesen Entwicklungsprozeſs fehlerhafte Richtungen und Ausartungen entstehen können, denen man sich entziehen könne und müsse.

Die

Die Pocken pflanzen sich nicht durch die Luft fort.

Das Pockengift wird nicht durch die Luft fortgepflanzt, und kann nicht in der Luft fortleben.

Die Ansteckung geschieht immer durch Berührung, aber wohl verstanden, nicht blofs der Giftquelle (des Kranken) selbst, sondern auch der Träger des Gifts (fester Körper, denen das Gift anhängt).

Auch diese Sätze sind von der höchsten Wichtigkeit für die Lehre von der Ansteckung, und für die Verhütung der Krankheit, denn hierauf allein beruht die höchst wichtige Regel der *Absonderung* und der *Sperre*.

Auch von ihrer Wahrheit war man schon vor 40 Jahren durch tausendfache Erfarungen völlig überzeugt worden.

Aber die letzten 20 Jahre, die aus Mangel von Erfarung der Phantasie und Spekulation freien Spielraum gegeben hatten, haben auch hier bei vielen Aerzten wieder Zweifel erregt.

Es ist also nöthig, sie daran zu erinnern, daſs schon vor 40 Jahren, ehe man noch die Schutzkraft der Vaccine kannte, nicht bloſs einzelne Individuen, sondern ganze Orte durch die strenge Absonderung allein vor der Krankheit geschützt wurden. Die Insel *Rhode Island* in Amerika wurde auf diese Art 50 Jahre lang frei von der Pockenkrankheit erhalten, eben so manche Orte in England, wo man dieses System durchsetzte. Man lese darüber *Aldersons* merkwürdige Schrift von der Ansteckung. Ich habe die Erfarungsbeweise schon im Jahr 1785 gesammlet, und damals unter dem Titel: „*Neue Aussicht zur Ausrottung der Pocken*," im Teutschen Merkur abdrucken lassen. *)

*) Der Aufsatz ist nachher wieder abgedruckt in meinen *Gemeinnützigen Aufsätzen*, *Leipzig bei Göschen*.

Auch die jetzige Epidemie gab neue entscheidende Beweise davon. In den Provinzen an sehr vielen Orten, die es hier zu weitläuftig wäre alle zu nennen, wurde die Krankheit gleich in ihrem Entstehen, Dank der Thätigkeit unserer Medizinal-Beamten, durch Absonderung und Sperre unterdrückt. In der Hauptstadt, bei einer Bevölkerung von 200,000 Menschen, war diefs freilich, wegen der grofsen zusammengedrängten Menschenmenge und den Lokalitätsverhältnissen, nicht in dem Grade möglich. Aber die Mittheilung durch Contakt läfst sich fast immer nachweisen; selbst in einem der ersten Fälle, wo die Krankheit plötzlich von einem Ende der Stadt in dem andern, also einen Zwischenraum von einer halben Meile überspringend, zum Vorschein kam, entdeckte sich am Ende, dafs sie durch Handschuhe dahin übertragen worden war.

Nur bitte ich, das, was unter *Contakt* gemeint wird, *recht* zu verstehen, und daran scheint es jetzt häufig zu fehlen. Nicht die unmittelbare Berührung des Kranken selbst ist nöthig, sondern auch die Berührung der *Träger* des Gifts. Das Contagium kann sich nehmlich an alle feste Körper anhangen, durch diese in die weiteste Entfernung (besonders wenn es vor dem Einflufs der Luft verwahrt ist) forttragen, und daselbst Ansteckung erzeugen. Nie aber kann diefs durch die Luft geschehen, vielmehr zerstört dieselbe die Ansteckungskraft. — Aber auch hier unterscheide man die Luft und die unmittelbare Atmosphäre des Kranken, welche auf einige Fufs um den Kranken herum den aus dem Kranken aufsteigenden Giftdunst enthält. Dieser Dunst ist eigentlich der Kranke selbst in Dunst aufgelöset, und dieser kann anstecken, aber nicht die Luft. Vielmehr wird dieser Giftdunst durch den Zutritt der Atmosphäre sehr bald so zersetzt und entkräftet, dafs er die ansteckende Kraft verliert. Es kann also bei der Pockenkrankheit *Stubencontagion*, ja *Hauscontagion* geben, aber keine atmosphärische. — Ja es kann auf diese Weise ein Kleidungsstück, Geräthe, Papier, aus dem Zimmer des Kranken, ohne von ihm berührt zu seyn, dennoch dergestalt von diesem Giftdunst durchdrungen seyn, dafs es nun als Träger des Gifts in der Ferne dienen kann. — Es ist hier offenbar ein sehr merkwürdiger Unterschied in den Contagien, den man bis jetzt nicht berücksichtigt hat, zwischen *Fort-*

leben in der Luft, und *mechanischem Forttragen* in der Luft. Man unterscheidet nehmlich gewöhnlich die Contagien in fixe (die gar nicht der Luft mittheilbar sind, z. E. das syphilitische) und flüchtige (die der Luft mittheilbar sind). Aber diefs ist nicht genug. Auch in den leztern ist ein wesentlicher Unterschied. Der allgemeine Begriff ist, die Möglichkeit in Dunstgestalt dargestellt zu werden. Dieser Giftdunst wird nun bei einigen nur mechanisch mit der Luft gemengt, und auf diese Weise auf eine kurze Entfernung darin erhalten, verliert aber bald durch gröfsern Luftandrang seine Natur und ansteckende Kraft. Dahin gehört das Pocken-, Masern-, und anderer acuten Exantheme Contagium. Bei andern hingegen behält der in der Luft aufgenommene Stoff sein inneres Leben und Reproductionskraft, und kann sich in der Atmosphäre neu erzeugen. Bei diesen allein ist atmosphärische Ansteckung, auch in der Ferne, möglich. Diefs ist der Fall beim *Typhus putridus*, bei Epidemien aus stehenden Wassern und faulenden Stoffen, gelben Fieber. *)

*) S. meine Abhandlung *über atmosphärische Krankheit und atmosphärische Ansteckung*. Berlin bei Reimer.

Es bleibt also ausgemacht, und ist durch die Erfarungen der dieſsjährigen Epidemie von neuem entschieden, daſs *Absonderung* und *Vaccination* die *gewissen Verhütungsmittel* der Pokkenkrankheit, sowohl im Einzelnen als im Ganzen, sind.

Die Pockenepidemie, Product, nicht der Atmosphäre, sondern des Pockencontagiums, begünstigt durch die Atmosphäre.

Das Pockencontagium steht, wie jeder Krankheitskeim, ja wie jeder Saame, unter dem Einfluſs atmosphärischer, vielleicht auch anderer tellurischer und kosmischer, Kräfte. Ist der Einfluſs seiner Fructification nicht günstig, so erstirbt es bald wieder ohne bedeutende Fortpflanzung, — die Pockenkrankheit bleibt sporadisch. Ist er günstig, so wird die Vegetation und Reproduction wuchernd, die Krankheit verbreitet sich allgemein, es entsteht Pockenepidemie.

So allein muſs man sich, nach den in frühern angegebenen überwiegenden Gründen für die nicht mehr geschehende Neuerzeugung des Pockencontagiums, die Entstehung einer Pockenepidemie erklären. Nicht das Pockencontagium wird durch atmosphärische oder andere Einflüsse von neuem erzeugt, sondern nur durch diese atmosphärische Disposition den Organismen eine Beschaffenheit mitgetheilt, vermöge welcher sie empfänglicher für die Aufnahme, und geschickter für die Wiedererzeugung desselben werden.

Dadurch allein wird es begreiflich, wie zu manchen Zeiten, zuweilen ganze Reihen von Jahren hindurch, das Pockencontagium einzelnen Individuen mitgetheilt werden kann, ehedem häufig durch Inoculation, auch bei ihnen haftet und sich reproducirt, aber keine allgemeine Verbreitung und Ansteckung entsteht; zu einer andern Zeit hingegen ist eine einzige Ansteckung im Stande, ein allgemeines Feuer zu erregen. Noch deutlicher zeigte sich dieses ehedem in den grofsen Städten, wo das Contagium nie ganz ausstarb, und dennoch nur von Zeit zu Zeit allgemeine Epidemien erregte.

Etwas ganz ähnliches sehen wir bei dem Pestcontagium im Orient, dessen Mittheilung zuweilen sporadisch bleibt, zuweilen aber allgemeine Epidemie erzeugt.

Das nehmliche gilt von den *Masern*, welche sich überhaupt in allen Stücken, auch der nur einmaligen Ergreifung, so wie ihrem geschichtlichen ersten Erscheinen, wie die Pocken verhalten.

Wesentlich verschieden aber ist hierin das *Scharlachfiebercontagium*, welches allerdings auf beiderlei Weise, sowohl in der Atmosphäre als im Organismus erzeugt werden kann. Eben so verhält es sich mit dem gelben Fieber, Dysenterien, und den meisten andern contagiösen Krankheiten.

Man sollte daher eine neue Unterscheidung der Contagien, in Betreff ihrer Entstehung, einführen: *permanente*, solche, die nicht mehr neu erzeugt werden, (Pocken, Masern, Syphilis) und *accidentelle*, die noch jetzt durch allgemeine oder individuelle Ursachen von neuen producirt werden können.

Varicella, Variola, Variola vaccinica.

Wir unterscheiden zwei Grundverschiedenheiten der Pockenkrankheit: *Variola* (*Variola vera*) und *Varicella* (*Variola spuria*).

Sie sind ihrem Wesen nach verschieden, denn

1. Die *Variola* bleibt *Variola*, die *Varicella* bleibt *Varicella*. Noch nie hat jemand von Ansteckung der *Variola Varicella* bekommen, und eben so wenig von Ansteckung der *Varicella Variola*. — Man kann den Varicellenstoff eben so gut einimpfen, wie den Variolastoff, und man erhält im erstern Fall wieder *Varicella*, im letztern *Variola*. — In den ältern Zeiten, als die Inoculation der *Variola*

an vielen Orten sehr häufig geschah, konnte man sich davon am besten überzeugen. Sehr oft wurde damals aus Unwissenheit *Varicella* statt *Variola* eingeimpft, und die Folge war, daſs der Kranke die *Varicella* bekam, und nicht vor der *Variola* geschützt war. Es war dieſs ein Hauptgrund, der, wiewohl fälschlich, der Pockeninoculation zum Vorwurf gemacht wurde, als schütze sie nicht. Auſser meinen eignen Erfarungen hierüber kann ich mich auf *C. W. Hofmanns*, unstreitig des gröſsten Pocken- und Impfarztes der damaligen Zeit in Teutschland, noch häufigere und genau angestellte, in mehrern seiner Schriften mitgetheilte, Beobachtungen und Versuche berufen, die alle das nehmliche bezeugen. — Eben so auf Hrn. *v. Wedekind*, der, zu gleicher Zeit natürliche und geimpfte Pocken zu Tausenden beobachtete. *)

*) Eine Menge Schriften der damaligen Zeit handeln von der Einimpfung der *Varicella* statt der *Variola*, und von dieser bei der Inoculation so nachtheiligen Verwechselung. Auch meine Schriften der damaligen Zeit, sowohl das Hauptbuch über die Pocken, als mehrere kleine Aufsätze, die im *ersten Band meiner kleinen medizinischen Schriften* gesammlet sind, liefern Belege hierzu.

2. Die *Varicella* tilgt nicht die Receptivität für die *Variola* aus, so wenig als die *Variola* die Receptivität für die *Varicella*.

3. Die *Varicella* kann sehr häufig und epidemisch erscheinen, ohne dafs *Variola* vorhanden ist, worüber ich mich auf meine und eine Menge anderer Beobachtungen berufen kann. Dieses könnte aber nicht seyn, wenn sie blofs eine abweichende Form der *Variola* wäre.

4. Die *Varicella* kann mehrere male in dem nehmlichen Subjekt entstehen, gleich andern leichten akuten Hautausschlägen, die *Variola* nicht, oder nur äufserst selten.

Ich kann also der entgegengesetzten, von neuem durch Prof. *Thomson* in Edinburg aufgestellten Meinung, so sehr ich übrigens dem Scharfsinn dieses Mannes Gerechtigkeit wiederfahren lasse, nicht beistimmen.

Auch sehe ich, dafs der würdige *Lüders*, so wie der ärztliche Verein zu Lübeck und mehrere von ihnen befragte achtungswerthe Aerzte, ganz hiermit übereinstimmen.

Aber auch der *Form* nach ist ein wesentlicher Unterschied. — Nicht in der Gestalt der Pocken liegt die Verschiedenheit, die Varicellapocke kann der Variolapocke völlig gleich seyn, so wie umgekehrt. — Auch nicht in der Intensität der Krankheit kann man immer die Unterscheidungszeichen suchen, obwohl in der Regel die *Variola* viel tiefer und gewaltsamer in den Organismus eindringt, als die *Varicella*, und selbst die Tödtlichkeit nur von der ersten gilt, da an der *Varicella* noch niemand gestorben ist. Aber es giebt einzelne Fälle, wo die *Varicella* ein bis zu Delirien heftiges Fieber erregen kann, und andere Fälle, wo die *Variola* so leicht und gutartig ist, daſs die Kranken dabei herumgehen. Dieſs sind Ausnahmen, die durch Individualität und epidemische Constitution bedingt werden.

Der einzige wesentliche Unterschied der *Form liegt also: in dem Verlauf, in der Dauer der Krankheit, dem Eiterungsfieber*, und *in dem specifischen Pockengeruch.* — Die *Variola* braucht eine weit kürzere Zeit zu ihrer Entwickelung, Reproduction, und Darstellung im Organismus, als die *Varicella.* Die längere Dauer gilt also nicht von allen Stadien, wie man gewöhnlich sagt, sondern nur von dem *Stadium der Entwicklung* — dem *Stadium febrile*, und dem *Stadium eruptionis et suppurationis.* Es ist nach meiner, so wie der ältesten und bewährtesten Praktiker, Erfarung constant und das sicherste Unterscheidungszeichen der *Variola* von der *Varicella*, dafs jene immer drei Tage vorbereitendes Fieber bedarf, und erst mit Ende des dritten Fieberanfalls, am 4ten Tage, der Ausbruch erfolgt, die *Varicella* hingegen nach 24stündigem Fieber schon ausbricht, ferner dafs die einzelne *Variola* vom Ausbruch an zur völligen Eiterbildung bis zur Abtrocknung 7 volle Tage bedarf, die *Varicella* hingegen diefs in zwei, höchstens drei Tagen abmacht. — Man unterscheide aber hier wohl zweierley, einmal *die Dauer der einzelnen Pocke*, und dann *die der ganzen Krankheit*, denn allerdings kann die Dauer der ganzen Krankheit, wenn mehrere Tage lang immer neue Pocken ausbrechen, wie diefs auch bei der *Varicella* zuweilen geschieht, auch von 14 Tagen und länger, genug, wie bei der *Variola*, seyn. Jede einzelne Pocke hingegen wird immer nur ihr kürzeres ein - bis dreitägiges Entwicklungs- und Eiterungs - Stadium haben. — Eben so unterscheide man wohl die *Pockeneiterung* und die *secundaire* oder *Ulcerationseiterung*, es kann nehmlich auch bei der *Varicella* geschehen, dafs durch Aufkratzen und Hinzutritt einer vorhandenen Dyskrasie einzelne Pocken sich in kleine Geschwüre verwandeln, und oft lange nacheitern.

Eben so wenig wird man bei der *Varicella* jenes eigenthümlich ausgezeichnete *Eiterungsfieber* finden, was sich bei der *Variola* einstellt. Doch ist hier zu bemerken, dafs bei gutartigen und wenigen Pocken der *Variola* das Eiterungsfieber auch fehlen kann, und dieses Zeichen hat also nur eine bedingte Bedeutung.

Endlich aber giebt es noch ein Zeichen, was bisher nicht beachtet worden, denn ich finde es nirgends angeführt. Der *eigenthümliche Pockengeruch*, und zwar nicht blofs der eiternden Pocken, sondern *des Athems und Urins vor dem Ausbruch.* Es war immer in den alten Zeiten, wo wir noch in beständigem Kampfe mit den Pocken lebten, eines der sichersten und constantesten Zeichen der geschehenen Pockenansteckung, so constant, dafs *L. Hofmann* seine Pockentheorie darauf gründete. In den ersten drei Tagen, wo die Kranken fiebern, und es oft so schwer ist zu erkennen, ob es Pockenkrankheit oder ein anderes Exanthem oder Fieber ist, und es doch so wichtig ist es zu wissen, war es das sicherste Mittel den Athem zu riechen, der durch den eignen höchst faulichten Geruch das Daseyn der Pockenkrankheit verrieth; Eben so der Urin. Bei der Inoculation der Pocken war dieser faulichte Geruch des Athems und Urins unser sicherstes Zeichen in dem Zeitpunkt vor dem allgemeinen Ausbruch, um Gewifsheit zu erhalten, ob die Einimpfung nicht blofs örtliche, sondern allgemeine Infektion des Systems bewirkt habe. — Es ist ein Geruch von rein faulichter Art, und verschieden von dem nachherigen Geruch der Pocken, der durch die Eiterung eine verschiedenartige, gleichsam süfsliche, Beimischung erhält. Er ist das Product der ersten Einwirkung und Assimilation des Gifts in den Säften, und der dadurch erzeugten Corruption, die sich immer am besten mit einer animalischen Fermentation vergleichen läfst, und wovon sich in der Lungen- und Urin-Absonderung, den beiden, welche am unmittelbarsten aus dem Blute hervorgehen, am frühesten und deutlichsten die Spuren durch den Geruch der fremdartigen sich entwickelnden Stoffe bemerken lassen.

Diesen Geruch bemerkt man nie bei der *Varicella*, und er ist ausschliefsliches Eigenthum der *Variola*.

Es

Es bleibt also ausgemacht, daſs es nur *zwei Grundverschiedenheiten der Pocken* giebt, nehmlich:

I. Varicella (falsche Pocke) von verschiedener Form.

Sie kann als Windpocke (*siliquosa*), als Wasserpocke (*lymphatica*), als Schweins- oder Schaafpocke (*verrucosa*) erscheinen, bleibt aber immer dieselbe.

II. Variola, die wahre Pocke.

Hier aber sind zwei merkwürdige Anomalien möglich, welche zu Täuschungen Gelegenheit geben können, und auch schon oft gegeben haben, so daſs man sie für Varicellen gehalten hat; deren ächte variolöse Natur sich aber dadurch darthut, daſs sie in der Fortpflanzung ächte *Variola*, nicht *Varicella*, hervorbringen.

Sie sind folgende:

1. *Variola localis.*

Durch Mittheilung des Pockengifts kann bei mangelnder Rezeptivität für allgemeine Infektion dennoch zuweilen eine örtliche Infektion und örtliche Pockenkrankheit mit ihren eigenthümlichen Karakter, örtliche Pokkenerzeugung und Reproduction des Gifts, möglich werden, die aber nicht das ganze System ergreift, und also auch nicht vor der allgemeinen Pockenkrankheit sichert. So können Menschen, die schon die Pocken vollkommen und natürlich überstanden haben, durch nahe und fortgesetzte Berührung mit Pokkenkranken, oder durch Inoculation (wie ich oft gesehen habe), an der Stelle der Berührung oder Einimpfung eine, auch mehrere, Pocken bekommen, die das Stadium der Entzündung und Eiterung vollkommen durchlaufen. Aber das nehmliche ist auch bei solchen möglich, die noch nicht geblattert haben. Auch da kann, bei noch fehlender allgemeiner Rezeptivität, dennoch eine örtliche Rezeptivität Statt finden, und der Geimpfte die örtliche Pockenkrankheit erhalten, ohne die allgemeine Infektion (die sich durch das Pockenfieber und allgemeine Eruption zeigt), und folglich ohne die allgemeine Empfänglichkeit für die Ansteckung zu verlieren, und dieſs war besonders zu den Zeiten der Menschenpockeninokulation wegen der Täuschung eine gefährliche Sache. Man hatte geimpft, die Impfung hatte gefaſst, die Impfpustel erschien, durchlief binnen 7 Tagen die normalen Stadien der Florescenz und Eiterung, es erfolgte sogar örtliche Reproduction des Gifts, denn man konnte aus dieser Pustel andere impfen, welche die Pockenkrankheit bekamen. Man glaubte in der Folge vor der Krankheit gesichert zu seyn, und dennoch wurden jene Geimpfte in der Folge von den Pocken angesteckt.

Ja es konnte das nehmliche durch eine zu weit getriebene supprimirende Methode bewirkt werden. Man konnte nehmlich durch Kälte, Merkur, und Abführungsmittel den Prozeſs der Assimilation und Reproduction des Gifts im ganzen Organismus so schwächen, daſs nur sehr wenig Fieber und sehr wenige Pocken entstanden. Geschah dieses mit Vorsicht und gehöriger Mäſsigung, so war es ein Hauptvorzug der Inoculationsmethode, weil man da eben den Zeitpunkt der allgemeinen Infektion dazu benutzen konnte, und ein Hauptgrund ihrer Leichtigkeit und Gutartigkeit. Wurde aber diese supprimirende Methode zu weit getrieben, so unterdrückte sie selbst die zur vollkommenen Durchdringung des ganzen Systems nöthige Reaction des ganzen Organismus, und die Infektion blieb entweder ganz örtlich, oder es entstanden nur wenige unvollkommene Pocken, kaum bemerkbares Fieber, und eine solche Pockenkrankheit schützte nicht vor nachfolgender Ansteckung. — Es war auch schon eine Art von modificirter Pockenkrankheit; Modificirte Pocken *durch Suppression*, durch Hemmung des contagiösen Fermentationsprozesses, so wie jetzt modificirte Pocken durch *Vaccination*, durch unvollkommene Receptivität. *)

Ganz neuerlich hat Hr. *Maxwell* (im Edinb. Med. Journal) von neuem zu beweisen gesucht, daſs durch immer wiederholte Fortpflanzungen und Reproduktionen des nehmlichen Pockengifts durch Inoculation, es endlich immer mehr geschwächt, ja zuletzt in *Varicella* verwandelt werden könne. Diesem muſs ich aber aus Erfarung widersprechen. Es wurde nehmlich ehedem immer wieder aus der Impfpocke weiter inokulirt, ja man hielt es für vortheilhaft, um gutartige Pocken zu erhalten, aber die Kraft blieb immer dieselbe, und es konnten zuweilen, nach vielen wiederholten Regenerationen desselben Gifts, durch individuelle oder zufällige Ursachen, z. E. unterlassene Abkühlung und Luftzug, wieder einmal daraus recht häufige und gefährliche Pocken erzeugt werden.

*) Auch hierüber bitte ich meine frühern Schriften nachzulesen.

Ich halte es für nützlich, hier zu bemerken, dafs der nehmliche Fall auch bei der Vaccination eintreten kann, wenn zwar die Impfpustel sich bildet, aber die peripherische Röthe nicht nachkommt, wovon nachher mehr.

2. *Variola vaccinica* s. *modificata. Variolois vaccinica.*

Dieses ist eine ganz neue, und erst durch die Vaccination möglich gewordene, Modification der *Variola.* Sie entsteht, bei einem schon vorher Vaccinirten, bei welchem aber entweder durch den nicht vollkommen durchdringenden Prozefs der Vaccination, oder durch Mangel der allgemeinen Receptivität gegen die Vaccine, die Empfänglichkeit gegen das variolöse Contagium nicht vollkommen vernichtet ist. Hier kann zwar Ansteckung (Infection) der *Variola* Statt finden, aber die Entwickelung des Keims geschieht auf einem vaccinirten, also für diese Vegetation mehr oder weniger unfähig gemachten, Boden, sie kann also nicht zur vollkommensten Reife kommen, wird folglich sowohl in der Form als im Grade modificirt und gemildert; es ist eine Art von Bastardpflanze, welche von beiden Factoren, dem Saamen und dem Boden, Eigenschaften vereinigt.

Ich hatte dieser neuen Pockenart früher den Namen *Varicella vaccinica* gegeben, aber, da doch das Wort *Varicella* irrige Nebenbedeutungen erzeugen, sie mit *Varicella* verwechselt werden könnte, und diese Pocke wirklich keine wahre *Varicella* im bestimmten Sinn, sondern eine *Variola* ist, so ziehe ich den ihr neu von Hrn. *Lüders* gegebenen Namen *Variolois vaccinica* vor, welcher eben dies ausdrückt.

Sie ist auch in dieser Epidemie vorgekommen, hier und in den Preufsischen Provinzen selten, in Copenhagen, Dänemark ebenfalls selten, in Hamburg häufiger, wahrscheinlich wegen der früher weniger strengen Aufmerksamkeit auf die Vaccination, und häufiger untergelaufenen unvollkommenen Kuhpocken.

Eben deshalb ist sie in England am häufigsten, wo die medizinische Polizey am schlechtesten ist. Diese offenbar mit der Abnahme der polizeilichen Aufsicht bei dem Geschäft der Vaccination im Verhältnifs stehende Zunahme zeigt, glaube ich, am besten den wahren Grund ihrer Entstehung.

Folgendes sind die Karaktere, worin die *Varioloide* mit der *Variola* theils übereinkommt, theils sich von ihr unterscheidet, so wie sie auch diefsmal sowohl hier in Berlin, als auch von *Lüders*, *Wendt*, *Gittermann*, bestätigt sind.

1. Drei Tage Fieber vor dem Ausbruch, wie bei der *Variola vera*; Diefs ist bald schwächer bald stärker, nach der Verschiedenheit der Constitution, bei jungen vollblütigen Personen oft bis zu heftigen Delirien. Auch die wesentlichen Symptome des wahren Pokkenausbruchsfiebers, Kopfweh, Leib- und Rückenweh, Erbrechen, Nasenbluten, fehlen oft nicht.

2. Mit Ende der dritten Fieberexacerbation, oder Anfang des vierten Tages der Krankheit, erfolgt der Ausbruch, in derselben Ordnung wie bei der *Variola*, erst im Gesicht, dann am zweiten Tage an den Händen, dann an den Füfsen und übrigem Körper, so dafs drei auch wohl vier Tage immer neue Pocken erscheinen.

3. Die Pocken erheben sich langsam und unvollkommen, behalten eine *mehr platte Form* (Antheil des vaccinischen Karakters) und *festere trockne*, *mehr warzenartige Consistenz*

(*verrucosae*), und enthalten weniger und zähes Eiter, manche sind ganz leer (*siliquosae*).

4. Nach dem Ausbruch hört das Fieber auf (wie bei leichten gutartigen Pocken auch). Wenn auch durch den Hautreiz vieler Pocken einige Aufregung des Pulses erfolgt, so ist es doch nie jenes ausgezeichnete Eiterungsfieber, was wir bei der wahren *Variola* bemerken.

5. Bei der Abtrocknung bilden sich gewöhnlich harte hornartige Krusten, welche doch nicht so lange sitzen bleiben, wie bei der *Variola*. Auch sind die Krusten mehr gelbbraun, bei der *Variola* roth oder schwarzbraun. Es bleiben noch lange nach dem Abfalle rothe erhabene Flecken.

6. Es bleiben keine oder nur leichte Narben zurück.

7. Nie, oder nur durch hinzukommende Umstände, werden sie tödtlich.

Wir sehen, das ganze Bild trägt zwar den Karakter der *Variola*, aber einen weit oberflächlichern, nicht tief in den Organismus eingedrungenen, genug den einer, auf einem ungünstigen Boden vegetirenden und dadurch nicht zur vollkommenen Entwicklung gelangenden, *Variola.*

Ich glaube der Streit ist hiermit gesshlichtet. Wir haben es mit *Varicella,* mit *Variola,* mit *Variolois vaccinica,* zuweilen auch nur mit *Variola localis* zu thun.

Einige Fälle von Variola modificata aus der dieſsjährigen Epidemie.

Modificirte Menschenblattern.

Mitgetheilt

vom Hofmedikus Dr. Kuntzmann.

„Bei der in diesem Jahre herrschenden Pockenkrankheit hatte auch ich Gelegenheit, die Abart der Menschenpocken kennen zu lernen, von denen uns bereits die englischen, und späterhin mehrere teutsche Aerzte Nachricht gegeben, und die sie mit dem Namen modificirte Blattern belegt haben."

„Ich habe sie bei 3 Individuen gesehen, und zwar bei zweien in ihrem ganzen Verlaufe, bei einem, nachdem die Schorfe bereits abgefallen waren.

„Der erste Kranke der mir vorkam, war der 19jährige Sohn des Königl. Kutschers H. In seinem ersten Lebensjahre waren ihm die Schutzblattern eingeimpft worden, wie noch die zwar flachen, aber deutlichen Narben beweisen. Er entsetzte sich vor dem Anblicke zweier mit blühendem Pockenausschlag bedeckten Kindern, befand sich gleich darauf unwohl, und wurde einige Tage darauf, am 29. April, von einem heftigen Froste, dem eine bedeutende Hitze folgte, befallen, zu dieser gesellten sich Uebelkeiten mit Kopfschmerz. Am 30sten wurde ihm ein Brechmittel gereicht, wodurch Schleim und Galle ausgeleert wurde, der Zustand sich aber gleich blieb; wie auch am folgenden Tage, den 1. Mai, nur hatten die Uebelkeiten sich verloren. Am 2. Mai gab ihm die Mutter, aus eigenem Antriebe, Eine Tasse starken Kaffee's, worauf er bedeutend schwitzte, und da der Zustand sich nicht änderte, wurde am 3. Mai mein Beistand verlangt. Patient klagte über Kopfweh, starke Hitze, Mangel an Appetit, sein ganzer Körper war mit einer Scharlachröthe bedeckt, der Puls war voll und schnell, die

Zunge leicht belegt, der offene Leib natürlich. Am 4. Mai, also am 6ten Tage nach dem Ausbruche des Fiebers, zeigten sich kleine, rothe, runde Erhöhungen von der Gröfse der Hirsekörner im Gesichte, dabei war das Fieber mit den übrigen krankhaften Erscheinungen geringer. Am 5. Mai vermehrte sich der Ausschlag im Gesicht bedeutend, und es zeigten sich gleiche Erhöhungen an allen andern Stellen des Körpers, doch nur einzelne; die gestern bereits zum Vorschein gekommenen, hatten die Gröfse der Linsen erreicht, und sich mit einer eitrigen Feuchtigkeit gefüllt. Fieber und das Kopfweh war völlig verschwunden, der Appetit kehrte wieder, und die Röthe der Haut verlor sich. Am 6ten hatten auch die gestern zum Vorschein gekommenen Erhöhungen die gleiche Gröfse mit denen früher erschienenen, und sich eben wie diese mit Eiter gefüllt; dabei hatte die Haut ihre natürliche Farbe wieder erlangt. Die Blattern blieben bei dieser Füllung flach, erhielten nicht die Kugelform der *Variola* oder der *Varicella*, sondern hatten alle, mit sehr wenigen Ausnahmen, eine ovale Form, der Mittelpunkt blieb eingedrückt, hatte, wenn die Blattern in gröfster Blüthe zu seyn schienen, eine dunklere Färbung, gerade wie die Kuhpocke, und verursachte durchaus keine schmerzhafte Empfindung; jede Blatter hatte einen schmalen dunkelrothen Hof. Schon an diesem Tage fingen einige Blattern an einzutrocknen, noch mehr aüer am 7. Mai, also am 9ten Tage nach dem entstandenen Fieber und am 4ten des sich gezeigten Ausschlages; es breitete sich der Schorf jeder Blatter von dem Mittelpunkte derselben nach der Peripherie aus. Am 8. Mai bildeten sämmtliche Blattern dünne Schorfe, die nach 5 Tagen abfielen, und rothe warzenförmige Erhöhungen hinterliefsen, die nur sehr langsam sich verloren, und noch am 24sten, also noch nach 11 Tagen, seit dem Anfallen der Schorfe; bemerkbar waren. Noch längere Zeit nachher zeigten sich an der Stelle der Erhöhungen rothe Flecke, besonders wenn der junge Mann sich der Luft aussetzte."

„Der zweite Kranke war die 20jährige Schwester des vorigen Kranken, auch ihr waren in der Jugend die Schutzblattern eingeimpft worden, wie die Narben am Arme zeigten. Am 16. Mai, also zu der Zeit, wo man bei dem vorigen Kranken nur noch die zurückgebliebenen Erhöhungen der Blattern sah, klagte sie über heftiges Kopfweh mit Uebelkeiten, wobei bedeutende Fieberbewegungen Statt fanden; eine veranlassende äufsere Ursache war nicht zu erforschen. Am 17ten reichte ich der Patientin ein Brechmittel, wodurch etwas Schleim und Galle ausgeleert wurde, was aber auf das übrige Befinden keinen Einflufs zeigte; am Abend zeigten sich, ohne weitere schmerzhafte Empfindungen, an den Händen kleine spitze hellrothe Pickelchen, denen gleich, die bei Kindern nach heftigem Schwitzen zu erscheinen pflegen. Am 18ten bedeckte eine lebhafte Scharlachröthe den ganzen Körper, auf den man überall jene rothe Pickelchen sah. Das Allgemeinbefinden war dem dieser Tage gleich, nur die Uebelkeiten hatten sich verloren. Am 19ten Morgens war die Röthe stärker, Patientin klagte über Halsschmerzen, besonders beim Schlucken, über ein starkes Brennen der Haut, fieberte aber dabei geringe. Hie und da zeigten sich im Gesichte und an den Aermen solche Erhöhungen von werdenden Pocken, wie, ich sie bereits oben bei dem Bruder der Patientin beschrieben habe, die aber von den Pickelchen in der Haut ganz verschieden in Hinsicht der Gröfse und der Gestalt waren. Es war übrigens heute der 4te Tag nach dem Ausbruche des Fiebers. Am Abend hatte sich das Fieber gänzlich verloren, der Scharlachausschlag war viel blässer, die sehr zerstreut stehenden Blattern hatten sich bis zur Gröſse kleiner Linsen gehoben, und waren mit trüber Lymphe gefüllt, nur wenige waren rund, und hatten das Ansehen von Windpocken, der ungleich gröſsere Theil war oval. Am 20sten war die Scharlachröthe fast gänzlich verschwunden, der Pockenausschlag häufig im Gesicht und an den Aermen, nur hie und da an andern Theilen des Körpers; die gestern entstandenen Blattern in ihrem Mittelpunkte eingefallen, und von einem schmalen dunkelrothem Hofe umgeben. Am 21sten die Scharlachröthe gänzlich verschwunden, Patientin im Uebrigen vollkommen wohl. Die vorgestern entstandenen Blattern wurden vom Mittelpunkte aus bräunlich, die gestern entstandenen verhielten sich, wie sich die früher entstandenen am Tage vorher verhalten hatten, und ganz so wie solches bei dem Bruder am 6. Mai Statt gefunden hatte. Am 22sten, mithin am 7ten Tage nach ausgebrochenem Fieber, und am 4ten nach dem Ausbruche der Blattern, waren diese sämmtlich eingetrocknet, und bildeten am 23sten dünne braune Schörfe, die allmählig dunkler wurden, vom 27sten an abfielen, und eben solche Erhöhungen wie bei dem Bruder hinterließsen; diese verwandelten sich nach mehreren Tagen in rothe Flecke, die noch längere Zeit sichtbar blieben. Noch verdient bemerkt zu werden, daſs an der Stirn der Patientin zwei Blattern dicht neben einander standen, und wo sie in der gröſsten Blüthe waren, sich so mit einander vereinigten, daſs beide Eine Pocke bildeten, was an keinem andern Orte, auch nicht bei dem Bruder der Fall gewesen war, denn so häufig auch die Pocken an einer Stelle standen, so waren sie doch immer als einzeln stehende zu betrachten. Den bei diesen zusammengeflossenen Blattern entstandenen Schorf kratzte Patientin ab, und es entstand ein Geschwür, welches eine Narbe zurückließs, die den Naben der gewöhnlichen Pocken vollkommen ähnlich war. Sonst hatten diese Blattern weder bei dieser Patientin noch bei dem Bruder derselben, eine Spur zurückgelassen."

„Die Familie der beiden eben angeführten Kranken bestand aus den Aeltern und 5 noch jüngeren Geschwistern, die sämmtlich in einer kleinen Stube und daran stoſsenden Kammer wohnten. Ohnerachtet dieses Umstandes wurde keines der andern Kinder, die übri-

gens

gens sämmtlich vaccinirt waren, von der Krankheit ergriffen, obgleich die letzte Kranke das jüngste Kind von 1½ Jahren während ihrer Krankheit wartete, es auf dem Arm trug, und öfterer bei sich im Bette hatte. Nur der 12jährige Bruder klagte während des Verlaufs der Krankheit seines Bruders, und zwar am 12. Mai, an dem Tage, wo bei diesem bereits die Blattern abgetrocknet waren, über heftiges Kopfweh und Uebelkeiten mit denen ein bedeutendes Fieber verbunden war. Nach einem gegebenen Brechmittel befand er sich am 13ten wieder wohl, und besuchte die Schule, doch kehrte noch am Abend sein gestriges Uebelbefinden wieder, was am 14ten sich gleich blieb. Am 15ten, mithin am 4ten Tage nach dem Fieber, zeigten sich rothe Erhöhungen von der Gröfse der Hirsekörner an den Händen und Füfsen, gleich denen, wenn die in Rede stehende Pocken zum Vorschein kommen, dabei kehrte aber ein vollkommenes Wohlbefinden zurück. Am 16ten waren die Erhöhungen verschwunden, es zeigten sich an denen Stellen rothe Flecke, die am 17ten sich ebenfalls verloren, ohne dafs der Knabe weder während ihres Daseyns noch nach ihrem Verschwinden irgend eine Beschwerde empfand."

„Bei einem 5jährigen Knaben, der in seinem ersten Lebensjahre vaccinirt worden war, und der, nach der Erzählung der Aeltern, die modificirten Blattern ganz in der Art gehabt hatte, wie ich sie bei den beiden ersten Patienten beschrieben habe, sah ich die warzenförmigen Erhöhungen, die nach dem Abfallen der Schorfe zum Vorschein kommen. Der Knabe befand sich übrigens vollkommen wohl."

Beobachtung einer, nach der Vaccination entstandenen, Pockenkrankheit.

Mitgetheilt
vom Dr. Tourtual. *)

„Gegenwärtiger Krankheitsfall, welchen ich während meines diesjährigen Aufenthaltes in Berlin, als eben die Menschenpocken dort

*) Dieser Fall erhält dadurch ein doppeltes Interesse, dafs er von einem unserer ausgezeichnetsten jungen Aerzte an sich selbst beobachtet wurde, und dafs die Vaccination von einem anerkannt erfahrnen und würdigen Arzte an seinem eignen Sohne, also gewifs höchst sorgfältig, unternommen und beobachtet worden war.

H.

herrschten, an mir selbst beobachtete, bietet sowohl wegen des Verlaufs und der Beschaffenheit des Exanthems, als vornehmlich in Bezug auf die früher Statt gefundene Vaccination manches Interessante dar, und dürfte vielleicht mit in die Reihe der Thatsachen gerechnet werden, welche die, von geschickten Aerzten immerhin noch bezweifelte, Möglichkeit der Ansteckung durch Menschenpokkengift nach normal verlaufener Vaccine zu beweisen scheinen. Für die Wahrheit der Mittheilung kann ich um so sicherer bürgen, da sie gröſstentheils wörtliche Abschrift aus meinem während der Krankheit geführten Journal ist, und auſserdem nichts enthält, welches sich nicht auf klarer und zuverläſsiger Erinnerung der dabei vorkommenden Umstände gründete."

„Durch die Hand meines Vaters, des Medicinal-Raths *Tourtual*, welcher sich vielfältig und gern mit der Kuhpockenimpfung beschäftigte, war ich zu Münster am 10ten Junius 1803 in meinem 10ten Lebensmonate vom Arm eines gesunden 11monatlichen Säuglings vaccinirt worden. Die Impfung wurde am 7ten Tage nach der Impfung dieses Kindes aus der noch wasserhellen Pustel mittelst eines zwiefachen Lanzettenstichs an jedem Arme vorgenommen, worauf sich vier Pusteln bildeten, welche sowohl dem Verlaufe, als der charakterischen Form nach, selbst mit Einschlufs des am 9ten Tage hinzutretenden Pockenfieberchens, dem normalen Verhalten der wahren Kuhpocken ohne die mindeste Abweichung entsprachen. Da diese Thatsachen die Aechtheit der Vaccine schon ungezweifelt bewiesen, und von derselben kein Impfstoff für andere Individuen genommen, sondern die Reihe der Impflinge mit mir abgeschlossen wurde, auch ein abermaliger Impfungsversuch nach Verlauf des ersteren unterblieb, so konnten freilich die auf diesen Umständen beruhenden Criterien für das Gelingen der Vaccine jene Ueberzeugung nicht bestätigen."

„Am 28. December 1823 besuchte ich mit zweien meiner Freunde, welche ebenfalls geimpft waren, einen von Hamburg angekommenen Handwerker, der in der Charité an den natürlichen Blattern krank liegen sollte: wir fanden denselben über den ganzen Leib dicht mit Variolis besäet, von denen die im Gesicht und auf dem behaarten Theil des Kopfes, zum Theil auch die auf der

Brust befindlichen, das *Stadium exsiccationis* bereits erreicht hatten, die den Unterleib, Rücken und Extremitäten einnehmenden, aber noch in voller Eiterung standen. Uebrigens verlief die Krankheit unter einem mäfsig synochösen Fieber gutartig, ohne gefährliche Complication, nur in dem, sie begleitenden, Husten und Schleimauswurf erkannte man eine katarrhalische Beimischung, welche sie von der in diesem Winter herrschenden Constitution erhielt, und die nachher mit dem Contagium auf mich überging. Furchtlos, in festem Vertrauen auf die Schutzkraft der Vaccine trat ich hinzu, und beugte, den Athem des Kranken auffangend, mich über ihn hin, um mir eine genügende Ansicht des Exanthems zu verschaffen; in demselben Augenblicke aber empfand ich ein besonderes Schaudern der ganzen Haut mit einer momentanen, in Worten unbeschreiblichen Verstimmung des Nervensystems. Jeden Gedanken einer Ansteckung aus dem Sinne schlagend, entfernte ich mich, nachdem ich Antlitz und Hände in Wasser mit etwas *Spir. vin. camphorat.* gewaschen hatte, bald aus der Charité, und übte an diesem, wie dem folgenden Tage fleifsig Bewegung im Freien."

„*Am* 31. *December* Abends stellte sich nach vorhergegangenen Gefühlen von Müdigkeit, Unlust, drückenden Kopfschmerz und vermehrter Neigung zum Schlaf, unter Unruhe, fliegenden Schauern längs des Rückgraths, und Zerschlagenheit der Glieder ein schwaches Fieber ein mit mäſsig accelerirtem, etwas gespanntem Pulse, begleitet von zunehmendem Kopfweh, unstäten Schmerzen der Extremitäten und einem drückenden Gefühl in den Praecordien; der Schlaf die Nacht hindurch war unruhig, durch schwere Träume gestört und nicht erquickend, der am Morgen gelassene Urin zeigte ein copiöses weiſslichgraues, lockeres Sediment, Da an diesem Tage, *den* 1. *Januar* 1824 unter Zunahme des Fiebers neue Symptome, ein pochender Schmerz in der Stirngegend, stark belegte Zunge, Uebelkeit und Vomiturition, alles Zeichen einer gastrischen Crudität hervortraten, welche durch eine, gestern genossene, reichliche Mahlzeit bestätigt wurde, so nahm ich ein *Emeticum* aus *Tart. stib.* mit *Rad. Ipecacuanh.*, wonach viermaliges Erbrechen mit Ausleerung einer groſsen Menge mit Galle vermischter *Saburra* erfolgte. Dies verschaffte temporaire Erleichterung, namentlich des Kopfschmerzes und der Unruhe. Allein Abends um sieben Uhr trat eine Exacerbation des Fiebers mit grofser Abgeschlagenheit und bemerklicher Hitze ein; der Schlaf indefs war um vieles ruhiger, als in der vorigen Nacht."

„*Den 2. Januar.* Das noch sich verschlimmernde Uebelbefinden liefs mich jetzt vermuthen, es möchte nicht blofs dem gastrischen Zustande, sondern einer wirklichen Infektion zuzuschreiben seyn; jedoch konnte die seit drei Tagen anhaltende *obstructio alvi* das Fieber unterhalten. Letztere zu heben, wählte ich eine Mischung aus *Kali tartar.* in Wasser gelöset mit *Elect. lenitiv.* Abends um halb sieben Uhr erfolgte eine bedeutende Hitze, welche an der Oberfläche des Körpers der berührenden Hand auffallend war, mit Durst und einem kribbelnden Gefühle in der Haut, dabei Congestionen zum Kopf, Auge und Ohr waren äufserst empfindlich für Licht und Schall, hie und da eine Sinnestäuschung, etwas leises Delirium, der Puls zählte fast 110 Schläge in der Minute. Da noch keine Leibesöffnung eingetreten war, nahm ich ein eröffnendes Clysma, wodurch zwar in etwas die Unruhe, die Hitze aber so wenig gemäfsigt wurde, dafs ich erst nach Mitternacht einschlief."

„*Den* 3. *Januar.* Beim Erwachen fand ich mich ungewöhnlich erquickt, in vermehrter Transpiration, das Fieber war fast ganz geschwunden, und schon hielt ich mich für genesen, als man mich auf einen, in der Nacht ausgebrochenen, Ausschlag im Gesicht und am Halse aufmerksam machte. Derselbe zeigte sich im Spiegel als kleine, dunkelrothe, in's Violette spielende Stippchen, welche gruppenweise die Gegend um Nase und Lippen einnahmen, auf Stirn und Wangen aber zerstreut standen; der übrige Körper war frey. Sie hatten die Gröſse einer Linse, und waren unter der Haut hart anzufühlen. Dazu gesellten sich Heiserkeit, Schnupfen, etwas Nasenbluten, und Schwierigkeit des Schlingens mit brennendem Gefühle im Schlunde, aber ohne Anschwellung der Tonsillen."

„*Den* 4. *Jan.* Gleiche Flecken zeigen sich am Rücken, der Brust und den oberen Extremitäten, die im Gesichte sind ausgedehnter, jedoch nicht ineinanderflieſsend, praller, und in eine kleine Papula erhoben. Die Behandlung wird fortgesetzt."

„*Den* 5. *Jan.* Unter Fortdauer der catarrhalischen Symptome und einer in's Gelbliche spielenden Trübung und vermehrter Schleimabsonderung der Conjunctiva erscheint dasselbe Exanthem an Unterleib und den unteren Extremitäten; am meisten sind die äufsere Seite des rechten Oberschenkels und der linke Fufsrücken besetzt, welche letztere auch stärker, als die übrigen Theile, jucken. Die Papulae im Gesicht sind stärker ausgebildet, voller, höher, und zeigen hie und da an der Spitze ein Bläschen klarer Lymphe, welches den Tag über an Umfang zunimmt, das Gesicht ist geschwollen, der behaarte Theil des Kopfes ist, vier Blattern dicht über der Stirn ausgenommen, völlig frey; Zunahme des Fieters ist nicht bemerklich."

„*Den* 6. *Jan.* Die Pockenbläschen im Gesicht und am Halse sind bis auf den Grund mit einem gelblichen Eiter angefüllt, zeigen eine flache Form, und hie und da in der Mitte eine kleine Vertiefung, wie von einem eingedrückten Nadelknopf, die anfänglichen Flecke bilden einen rothen, die Pustel umgebenden Hof von unbestimmter Gestalt. Im Laufe des Tages bilden auch die auf der Brust und den oberen Extremitäten sich erhebenden Bläschen an der Spitze Eiterpünktchen, welche sich bald bis zur Basis ausdehnen, und gleichfalls Eiter-Pusteln darstellen. Am meisten bleiben die auf beiden Handrücken befindlichen Pocken zurück, welche gröſstentheils immer die Gestalt einer Papula behaltend, hart und elastisch anzufühlen sind, dahingegen die an den unteren Extremitäten, einige ebenfalls unveränderte *Papulas* abgerechnet, das Stadium der Lymphabsonderung bereits begonnen haben. Das Schlingen ist schwieriger und schmerzhafter, als an den vorigen Tagen, mit etwas Hüsteln und einer copiösen, äuſserst zähen Schleim-Secretion der *Membrana Schneideriana*. Am Abend stellen sich abermals Fieberbewegungen ein."

„*Den* 7. *Jan.* Die Pusteln am obern Theile des Körpers sind höher, runder und praller anzufühlen, die Pocken an der Hand und den unteren Extremitäten sind ebenfalls in Eiter-Pusteln verwandelt bis auf wenige Ausnahmen, von denen ein Theil leer und zusammengefallen erscheint, indem die Lymphe ohne Eiter-Production resorbirt wurde, andere aber in ihrem vorigen Zustande als carnöse, beim Druck nachgiebige Hervorragungen verharren."

„*Den* 8. *Jan.* An Gesicht, Hals, Brust und Armen, stehen die Pusteln in höchster

Blüthe, auch die an den unteren Extremitäten haben sich gehoben; beim Einstechen mit der Nadel dringt langsam ein dicklicher gelber Eiter hervor, welcher aber bald die Oeffnung verstopft, und nur durch gelindes Drükken entleert wird. Alle stehen gesondert, nirgends zusammenfliefsend, hin und wieder gruppenweise, am dichtesten im Gesicht, am Rücken und dem rechten Fufs. Die Anzahl aller mag sich nach einem ungefähren Ueberschlage auf 150 belaufen. Die Geschwulst des Antlitzes hat etwas zugenommen. Die Pusteln fangen an, stärker zu jucken, vorzüglich in der Wärme, am meisten aber und fast unwiderstehlich reizen die nicht aufgekommenen warzenartigen *Papulae* an den Füfsen zum Kratzen. Weder heute Abend, noch gestern, zeigten sich fieberhafte Symptome."

„*Den* 9. *Jan.* Die Blattern des Gesichts und Halses sind in gelblich braune Krusten übergegangen, die umgebende Röthe erscheint blasser. Auch die am Truncus und den obern Extremitäten beginnen abzutrocknen, und setzen an der Spitze einen hellen gefärbten Schorf an, indefs die an den Füfsen noch in voller Eiterung stehen. Das Allgemeinbefinden ist, abgesehen von der Mattigkeit und den katarrhalischen Affectionen, ungetrübt, der Appetit kehrt wieder, und der Geist erfreut sich einer ungewöhnlich heitern Stimmung."

„*Den* 10. *Jan.* Die Schorfbildung hat sich über alle Pusteln verbreitet; die Schorfe sind sämmtlich fest aufsitzend, trocken, dunkelbraun, glänzend, rissig und spröde anzufühlen; das Jucken und die Anschwellung des Gesichts haben aufgehört. Hie und da sieht man ein verschrumpftes Lymphbläschen. Einige Krusten an den Füſsen enthalten unter ihrer Decke einigen dicken Eiter. Die solide gebliebenen Knötchen zeigen noch jetzt auſser der weniger intensiven Röthe ihrer Umgebung nicht die geringste Veränderung. Die Leibesöffnung zu befördern, wählte ich das *Infus. laxat. Vindobon.*, worauf 3 Mal dünner Stuhlgang erfolgte."

„*Den* 11. und 12. *Jan.* Keine bedeutende Veränderung. Die Areola ist völlig verschwunden, einige Krusten im Gesicht fallen ab, und hinterlassen kleine, etwas vertiefte, rauhe, dunkelrothe Narben. Die Schwierigkeit des Schlingens hat sich allmählig verloren, nur Nasen- und Augen-Katarrh dauern hartnäckig fort. Am 12ten beehrte mich Hr. Dr. *Bremer* mit seinem Besuche, und überzeugte sich zugleich von dem Vorhandenseyn der Kuhpokkennarben an beiden Armen."

„In den vier folgenden Tagen löſsten sich die übrigen Borken ab, und hinterlieſsen gleiche Narben. Die nicht zur Eiterung gediehenen Knötchen hielten sich länger, wurden allmählig flächer, und ebneten sich erst völlig gegen den 8ten bis 10ten Tag nach dem ersten Abfalle der Krusten, indem ihre höhere Röthe in die gesunde Hautfarbe überging. Es trat ein mäſsiger Durchfall ein, welcher durch gelinde eccoprotische Salze mehrere Tage unterhalten wurde. Die Haut schuppte sich über den ganzen Körper kleienartig ab, zeigte groſse Neigung zum Schweiſs, und die äuſserste Empfindlichkeit gegen Temperaturwechsel oder Luftzug, so daſs bei der geringsten Veranlassung dieser Art die vorhandenen katarrhalischen Affektionen zunahmen, oder Zahn- und Gliederschmerzen entstanden."

„Am längsten währten der Stockschnupfen und die *Blennorrhoea conjunctivae*: diese wichen erst vollkommen gegen das Ende Januars, und nöthigten mich, bei der höchst veränderlichen Witterung, bis dahin die Stube zu hüten. Während des Abschuppens der Haut trat eine ansehnliche Efslust ein, welche mich nie verliefs, so dafs es zur vollkommenen Herstellung blofs einer Stärkung durch *Rad. Valer.*, *Lign. Quass.* und den darauf folgenden fortgesetzten Gebrauch der Chinarinde bedurfte. Nach und nach verloren auch die Narben ihre Röthe und erhoben sich im Grunde, so dafs gegenwärtig im Antlitz und an den Extremitäten nur schwache Spuren derselben kennbar sind. — Noch ist bemerkenswerth, dafs weder von denen, die gleichzeitig mit mir den in der Charité befindlichen Pockenkranken sahen, auch noch von den, mich alle Stadien hindurch besuchenden, Freunden einer angesteckt wurde."

Triumpf der Vaccination.

Die Schutzkraft der Vaccination steht fest, und hat sich von neuem bei dieser Epidemie auf das herrlichste bestätigt.

Die Vaccination hat in der That dabei eine grofse Probe glücklich überstanden. Denn das ist eine so allgemeine Pockenepidemie, wegen der allgemeinen Verbreitung des Pockencontagiums, und wegen der viel gröfsern Geneigtheit der Organismen zur Aufnahme und Reproduction desselben.

Die Pockenkrankheit wurde in der Provinz an mehr als 40 Orte gebracht, konnte aber nirgends, theils wegen der schon vorhandenen Vaccinirten, theils wegen der sogleich neu Vaccinirten, sich weiter ausbreiten.

Hier in *Berlin* zeigte sich dasselbe. Trotz der sehr allgemeinen Verschleppung des Gifts in alle Quartiere der Stadt, die wegen der unmöglich streng durchzuführenden Sperre nicht zu verhüten war, trotz daſs mit den angesteckten und ihren Umgebungen täglich eine Menge Menschen in Berührung kam, blieb dennoch die Verbreitung der Krankheit sehr beschränkt, und theilte sich nur solchen mit, die entweder noch gar nicht vaccinirt waren, oder meistens die Krankheit nur ungewiſs und unvollkommen überstanden hatten.

Am stärksten in die Augen fallend war dieses in dem groſsen Krankenhause der Charité, in welchem während der ganzen Epidemie Pockenkranke aufgenommen wurden, mit denen eine Zeit lang täglich Hunderte von Studierenden, des Unterrichts wegen, in Berührung kamen, welche sämmtlich, da sie früher vaccinirt worden waren, unangesteckt blieben, den einzigen Fall ausgenommen, den ich früher mittheilte.

Selbst da, wo ein unvollkommener Vaccinationsproceſs die Ansteckung noch möglich machte, zeigte sich dennoch durch die auffallende Milderung der Krankheit selbst noch

ihre

ihre schützende Kraft. — Und wie selten waren diese Fälle bei uns! —

Den stärksten Beweis jener mildernden Kraft gab unstreitig der Fall, wo ein früher vaccinirtes Kind, nachdem es einige Zeit gekränkelt hatte, durch heftige Blutungen geschwächt worden war, und den Beweis eines sehr aufgelöseten Blutes gegeben hatte, von den Pocken befallen wurde, welche die Form der bösartigsten *Blutpocken* annahmen, — eine Form, die bei der gewöhnlichen Pockenkrankheit unbedingt tödtlich ist — und dennoch mit dem Leben davon kam.

Man braucht nur die Zahl der in frühern Epidemien bei einer viel geringern Bevölkerung Erkrankten und Gestorbenen mit der jetzigen zu vergleichen, — im Jahr 1801, 1646 Gestorbene, und folglich nach dem gewöhnlichen Verhältnifs wie 1 zu 10, 16000 Erkrankte, jetzt in allem 200 befallen, und von diesen nur 5 gestorben, — und jeder fühlende Mensch mufs seine Kniee beugen, und dem Vater der Liebe danken für diesen Rettungsengel, ihn segnen, und in sein Haus aufnehmen.

Noch ein Wort über die Bedeutung der peripherischen Röthe bei der Vaccination.

Unter allen Erscheinungen, die die Aechtheit oder vielmehr Vollkommenheit einer Vaccination beweisen, hälte ich die peripherische Röthe für die wichtigste, und zwar aus einem bis jetzt, wie mir es scheint, nicht genug gewürdigten Grunde.

Es ist nehmlich auch bei der Vaccination, so gut wie bei der Menschenpockeninoculation, die örtliche Infection und die allgemeine Infection wohl zu unterscheiden. Die erste kann erfolgen, und dennoch die zweite fehlen, und dann auch die Sicherung vor der Infektion der Pockenkrankheit nicht bewirkt werden.

Eine vergleichende Nebeneinanderstellung der Pockenimpfung und der Vaccination giebt uns hierüber den besten Aufschlufs. Bei der Pockenimpfung bildet sich binnen den ersten sieben Tagen nach der Impfung auf der geimpften Stelle die Impfpustel bis zur vollkommensten Eiterungsblüthe. Diefs ist die örtliche Infection der Pockenkrankheit, blofs örtlich, denn sie kann da gewesen seyn, ohne allgemeine Infection und Sicherung. Nun mit Ende des 7ten Tages erfolgt erst aus der Impfstelle, aus der örtlichen Infektion, die allgemeine. Der Kranke bekommt nun das Pockenfieber, und nach 3 Tagen desselben die Eruption der Pockenflecken in der gewöhnlichen Ordnung an den verschiedenen Theilen des Leibes. — Genug, mit dem 7ten Tage nach der Impfung fängt nun erst die wahre Pockenkrankheit an, die ihren Verlauf absolvirt, wie eine natürlich erzeugte Pockenkrankheit. — Das nehmliche sehen wir bei der Vaccination. Binnen der ersten 7 Tage nach der Impfung erfolgt ebenfalls die allmählige Erhebung, Entwickelung und Füllung der Impfpustel bis zur Eiterung; aber es ist eine örtliche Infektion, örtliche Kuhpockenkrankheit; der Kranke kann diese ganze Pustelentwickelung gehabt haben, und er ist doch nicht gesichert, oder, wie wir es zu nennen pflegen, die Vaccination ist unvollkommen, wenn nun nicht am siebenten oder achten Tage, eine neue, weiter verbreitete, oft den ganzen Oberarm einnehmende, erysipelatöse Entzündung (die peripherische Röthe) entsteht, die das nehmliche ist, was bei der Menschenpockenimpfung die in diesem Zeitpunkt entstehende allgemeine Fieberbewegung und nachfolgender allgemeiner Ausbruch, nehmlich das Zeichen der allgemeinen Infection und Affection des ganzen Systems, ohne welche keine allgemeine Extinction der Pokkenempfänglichkeit möglich ist. Zuweilen erfolgt auch bei der Vaccine nun eine leichte Fieberbewegung, auch wohl Pockenausbruch an entfernten Theilen, aber es ist nicht nothwendig. Schon die *peripherische Röthe beweiset die allgemeine Infection*, und das ist ihre wichtige Bedeutung.

Inhalt.